张文宏教授
支招防控

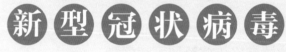

主编 张文宏

上海科学技术出版社

图书在版编目（CIP）数据

张文宏教授支招防控新型冠状病毒 / 张文宏主编. -- 上海：
上海科学技术出版社，2020.2
　ISBN 978-7-5478-4786-2

　Ⅰ. ①张… Ⅱ. ①张… Ⅲ. ①日冕形病毒 - 病毒病 - 肺炎 -
预防(卫生) Ⅳ. ①R563.101

　中国版本图书馆CIP数据核字（2020）第020531号

张文宏教授支招防控新型冠状病毒
主编　张文宏

策　　划／李　珺
责任编辑／李　珺　萧　烈
美术编辑／李成俭
插画绘制／陆涵之
上海世纪出版（集团）有限公司　　出版、发行
上 海 科 学 技 术 出 版 社
（上海钦州南路71号　邮政编码200235　www.sstp.cn）
上海中华印刷有限公司印刷
开本889×1194　1/32　印张2　字数：15千字
2020年2月第1版　2020年2月第1次印刷
ISBN 978-7-5478-4786-2/R·2020
定价：8.00元

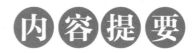

内容提要

　　本书由复旦大学附属华山医院感染科主任、上海市医疗救治专家组组长张文宏教授担任主编。主要内容是针对新型冠状病毒感染疫情的发展态势，提出有针对性的防控方法。在编写特点上，突出居家、外出、工作等全过程指导，提供场景式策略，可以进行关键词查询，同时对社会上流传的似是而非的一些防控方法予以纠偏。

　　本书防控知识全面、实用、简洁，科学性、针对性强，可为广大读者尤其是返程、返岗人员提供权威指导。

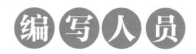

主　编　　张文宏
参编者　　王新宇　阮巧玲　孙　峰　周　晛
　　　　　李　杨　刘其会　张冰琰　王　璇

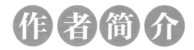
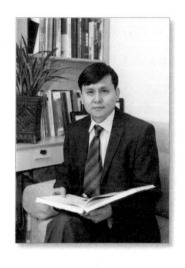

张文宏

上海市新型冠状病毒感染的肺炎医疗救治专家组组长,复旦大学附属华山医院感染科主任,教授,博士生导师。毕业于上海医科大学医学系,先后为香港大学、美国哈佛大学医学院及芝加哥州立大学微生物系访问学者以及担任博士后工作。现任复旦大学上海医学院内科学系主任,中国医师协会内科医师分会副会长,中华医学会感染病学分会秘书长,中华预防医学会感染性疾病防控分会副主任委员,上海市医学会感染病学分会主任委员,上海市感染病医师协会名誉会长,《中华传染病杂志》总编辑,*Emerging Microbes and Infections* 副主编,*International Journal of Tuberculosis and Lung Diseases* 副主编。曾多次获得中华医学奖、上海市科技进步奖等科技成果奖项。主编及参编各类感染病学专著近 20 部,先后入选教育部新世纪优秀人才、上海市领军人才、上海市优秀学科带头人、上海市新百人计划、上海市银蛇奖等多项人才计划,获上海市劳动模范称号。带领复旦大学附属华山医院感染科,连续 9 年在全国专科排行榜单(复旦版)中排名第一。

长期以来坚持临床一线工作,对新发重大传染病诊治有丰富经验。2003 年参与"非典"防控与患者救治,协助全国白求恩奖章获得者翁心华教授主编国内首部介绍 SARS 的专业图书《严重急性呼吸综合征 —— 一种新出现的传染病》;2013 年参与 H7N9 禽流感防控工作,并牵头完成上海市综合性医院禽流感 H7N9 防治联合攻关项目,于 2016 年获得国家防控 H7N9 先进个人。团队专家曾被派遣到非洲参加埃博拉病毒等重大传染病疫情的救治。

自 2020 年 1 月新型冠状病毒感染的肺炎疫情发生以来,任上海市医疗救治专家组组长,负责危重症患者的救治。同时连续在复旦大学附属华山医院感染科微信公众号"华山感染",撰写发表新型冠状病毒感染的肺炎疫情解读相关科普文章,反响热烈。

前言

　　新型冠状病毒疫情举世瞩目,疫情的实时动态牵动着每个人的心。我们应该从最初的不知所措和被动应对中回归理性,逐渐形成一套系统的长期防控策略。中国武汉目前处于控制疫情感染的大会战中,中国其他地区处于疫情保卫战中。随着国家加大力度进行疫情防控,加大力度提高病例筛查度和透明度,这场战役的结局已经没有疑问。抗击新型冠状病毒到了目前这个阶段,比的已经不仅仅是勇气,而是理性、耐心与科学了。

　　"控制传染源""切断传播途径""保护易感人群"是控制传染病传播的不二法门,然而如何让管控原则真正落地,除了依靠国家强有力的防控措施,更需要我们每一个人扎实地做好个人防护,积极配合,才能让这场战役的结束来得更快一些。

　　编写这本书,就是希望能够帮助大家更好地做好自我防护。如果每个人都能够自我保护好了,那么传染病就不能形成感染的闭环,传播链就会断裂。而本病又属于急性感染,没有慢性带毒状态,且人类并非其天然宿主,那么经过 2 ~ 4 周,该病毒必定会被人体清除。如果此时该病毒还没有找到可以传播的人群(因为戴口罩和勤洗手等措施),那么该病就会被消灭。不过是否成功,则要看传染病发病率的拐点何时出现。

　　我们不知道高峰和拐点何时出现。应了一句老话,"我们只知道时钟的滴答声,而不知道现在是几点钟"。也许这场战役还要持续一段时间,然而在预防新型冠状病毒的同时,继续正常的工作、健康的生活，就是我们每个人为这部壮烈乐章谱写的音符。

面对新型冠状病毒肆虐，我们一定能取得成功。一切没有想得那么好，一切也没有想得那么糟！如果每个人都一起努力，不感染人，不被人感染，那么这个病很快就可以从我们人类社会中被消灭。

对此新发传染病，还有很多疑问没有解决，我们对它的认识每天都在更新。由于编写时间有限，难免存在疏漏，敬请广大读者批评指正。

2020 年 2 月 2 日

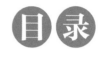

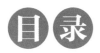

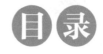

一分钟了解新型冠状病毒感染的肺炎

病毒概况

新型冠状病毒（简称新冠病毒），世界卫生组织（WHO）命名为 2019-nCoV，其中 n 代表 novel（新的），CoV 是冠状病毒 coronavirus 的缩写。它与造成严重急性呼吸综合征（SARS，俗称"非典"）的病原体一样，都属于冠状病毒，但两者并不相同。

传染源

目前所见的传染源主要是新型冠状病毒感染的患者。无症状感染者也可能成为传染源。

传播途径

可以人传人。经呼吸道飞沫和接触传播是主要的传播途径。气溶胶和消化道等传播途径尚待明确。

易感人群

人群普遍易感。老年人及有慢性基础疾病者感染后病情较重，儿童及婴幼儿也有发病。

潜伏期

潜伏期 1～14 天，多为 3～7 天。

症状

以发热、乏力、干咳为主要表现。少数患者伴有鼻塞、流涕、腹泻等症状。部分患者仅表现为低热、轻微乏力等。重症患者多在感染 1 周后出现呼吸困难。

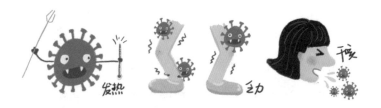

治疗

有效药物正在研发中，目前还没有确认有效的抗病毒方法。

预后

多数患者预后良好，少数患者病情危重。老年人和有基础疾病的患者预后较差。儿童患者症状相对较轻。

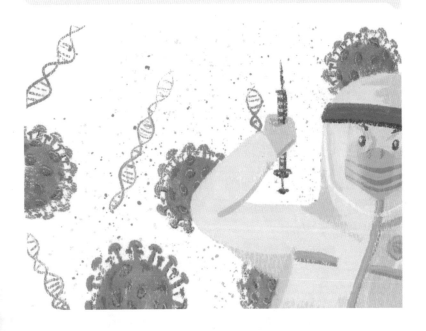

个人防护关键词

居家隔离的目的
和重要意义是什么?

　　居家隔离的目的在于通过物理上的隔绝，阻止患者在社会上滞留与传播，避免形成二代和三代病例。

　　当存在大量无症状的密切接触者或潜在病人的时候，居家隔离应该作为一个重要的选择，可以解决治疗机构不能解决的问题。若出现任何症状，则须去医院就诊。居家自行隔离期间，可以借刷朋友圈、煲剧、读书、品茶等休闲活动，让新型冠状病毒自行失去传播能力而灰飞烟灭。

哪些人需要居家隔离？

● 14 天内有武汉及周边地区或其他本地病例持续传播地区旅行史或居住史的人员。

● 14 天内曾与疑似病例、确诊病例有密切接触史的人员（详见 26 页 "密切接触者" 相关内容）。

以上人员如果未出现新型冠状病毒感染可疑症状（详见 2 页 "症状" 相关内容），则应居家隔离；如果出现可疑症状，应立即上报并就医（详见 49 页 "就医" 相关内容）。

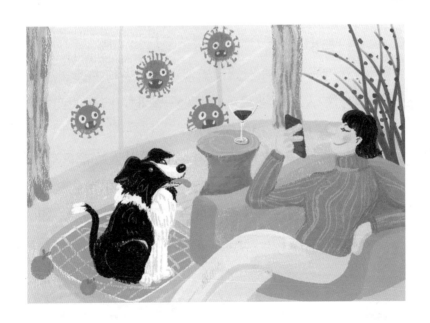

如何居家隔离？

♕ 隔离环境

● 隔离者应居住在通风良好的单人房间；确保共用区域（厨房、浴室等）通风良好（开窗）。

● 家庭成员应住在不同房间，若条件不允许，应与患者保持1米以上距离。

● 缩小隔离者活动范围，尽量减少隔离者与家庭成员共用一个区域，尤其避免一起用餐。

● 不共用牙刷、毛巾、餐具、厕所、被服等。

● 拒绝一切探访。

♕ 照护

● 固定一名身体健康且无慢性病者进行护理。

● 看护人员与被隔离者共处一室时，应佩戴口罩（详见9页"口罩"相关内容）。

● 与被隔离者有任何直接接触或进入隔离区后，应做好手卫生（备餐前、餐前、便后、可见污物时）。如果双手无明显污物，可用含酒精的免洗液清洁；如果双手有明显污物，则用肥皂和清水清洗。

♔ 消毒

● 每天用含氯消毒剂清洁卧室家具、卫生间台面。

● 用 60 ~ 90℃热水及普通家用洗衣液清洗病人衣物及床上用品，避免污染被服与清洁被服接触。

● 以上操作应佩戴一次性手套进行，操作前后进行手部清洗。

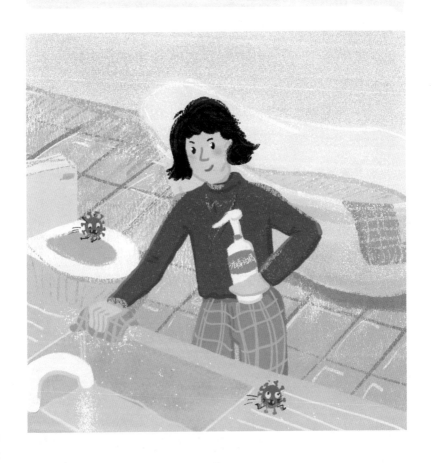

♛ 分泌物和排泄物

● 呼吸道分泌物：所有人咳嗽、打喷嚏时，需戴医用口罩，或用纸巾及衣袖掩住，咳嗽和打喷嚏后立即清洁双手。将捂住口鼻的纸巾或毛巾直接丢弃，或使用后正确清洗（如用普通肥皂 / 洗涤剂及清水清洗）。

● 排泄物：接触隔离者口腔、呼吸道分泌物、尿液、粪便时，需佩戴一次性手套。对于隔离者的排泄物，应密封后丢弃至"有害垃圾"桶。冲厕所马桶时应盖上马桶盖。

● 污染物：应将手套、纸巾、口罩等污染物集中放置于患者房间，标记后单独丢弃。

● 餐具：对于隔离者使用的餐具，使用后应用洗涤剂和清水清洗，不需丢弃。

♛ 解除隔离标准

● 如果未出现相关症状，隔离至末次接触患者或离开流行地区的第 14 天。

● 如果出现相关症状，及时至发热门诊就诊（详见 49 页"就医"）。

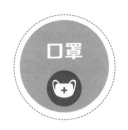

口罩

什么时候需要戴口罩？

戴口罩 疫情期间，与人碰面、到公共场所、进入人员密集或密闭场所、乘坐公共交通工具等时，均建议戴口罩。

不戴口罩 独处或在空旷场所，可以不戴口罩。

应该戴哪种口罩？

● 对于一般公众（医务工作者或疫情相关工作人员除外），建议戴一次性医用口罩。

● 人员密集场所的工作人员（医院、机场、火车站、地铁、地面公交、飞机、火车、超市、餐厅等）和警察、保安、快递等从业人员，以及居家隔离及与其共同生活人员，建议佩戴医用外科口罩，或者佩戴符合 N95/KN95 及以上标准的颗粒物防护口罩。

不推荐使用纸口罩、活性炭口罩、棉纱口罩和海绵口罩。

如何正确使用口罩？

一次性医用口罩 / 医用外科口罩的正确使用方法如下：

❶ 鼻夹朝上，外层深色面朝外（或褶皱朝下）。

❷ 上下拉开褶皱，将口罩覆盖口、鼻、下颌。

❸ 将双手指尖沿着鼻梁金属条，由中间至两边，慢慢向内按压，直至紧贴鼻梁。

❹ 适当调整口罩，使口罩周围充分贴合面部。

标准的外科口罩分 3 层：外层有阻水层，可防止飞沫进入口罩；中层有过滤层；近口鼻的内层用于吸湿。

可以用带呼吸阀的口罩吗?

可以 普通人群可以，因为戴呼吸阀的口罩可以保护佩戴者。

不可以 疑似病人或确诊病人不应佩戴有呼吸阀的口罩，因为呼吸阀不能阻挡佩戴者的飞沫向环境中传播。

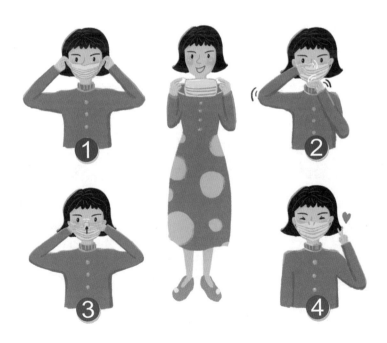

口罩可以用多久？
必须用一次性的吗？

对于一般公众，在没有接触过患者或可疑感染者的情况下，可以根据清洁程度适度延长使用时间，酌情重复使用，但应注意专人专用，佩戴前按规程洗手，佩戴时避免接触口罩内侧。

一旦口罩被飞沫或其他污染物污染，或者口罩变形、损坏、有异味时，应立即更换口罩。

重复使用的口罩如何保存？

如需重复使用口罩，可将其悬挂在洁净、干燥的通风处，或者将其放置在清洁、透气的纸袋中。

口罩需单独存放，避免彼此接触，并标识口罩使用人员；医用标准防护口罩不能清洗，也不可使用消毒剂、加热等方法进行消毒；其他非医用口罩按说明书处理。

如何丢弃使用过的口罩?

普通人群佩戴过的口罩,没有新型冠状病毒传播的风险,使用后装入塑料袋密封,按照生活垃圾分类的要求处理。

疑似病人及其护理人员用过的口罩,按照医疗废物收集、处理,处理完口罩后要清洗双手。

孕妇、儿童如何选择口罩?

● 孕妇佩戴防护口罩,应注意结合自身条件,选择舒适性比较好的产品。

● 儿童处在生长发育阶段,其脸型小,应选择儿童防护口罩。

老年人及其他疾病患者戴口罩不适怎么办?

老年人及有心肺疾病等慢性病的患者,佩戴口罩后可能有不适感,甚至会加重原有病情,应寻求医生的专业指导。

日常生活中是否需要戴手套？

不需要 一般公众，日常生活中勤洗手就可以了。

需要 医护人员、密切接触者、乘务员等在人流密集场所工作者，应戴手套，以减少接触传播的风险。但是戴手套不能代替手卫生，还是要勤洗手。

日常生活中是否需要佩戴护目镜？

不需要 一般生活及工作中，做好手卫生就足够了，如勤洗手，特别是不用脏手揉眼睛，不需要佩戴护目镜。

消毒

消毒方法有哪些？

根据《新型冠状病毒感染的肺炎诊疗方案（试行第五版）》，病毒对紫外线和热敏感，56 ℃ 30 分钟、乙醚、75% 乙醇（酒精）、含氯消毒剂、过氧乙酸和氯仿等脂溶性溶剂均可有效灭活病毒，氯己定不能有效灭活病毒。

由于目前其他消毒方法对新型冠状病毒的灭活依据不足，不推荐其他消毒方法用于新型冠状病毒的消毒。

居家可行的消毒方法有哪些？

皮肤消毒 可选用消毒酒精擦拭或浸泡消毒。

居家环境消毒 可用消毒酒精或含氯消毒剂擦拭物体表面。

　　需注意消毒剂的有效成分及消毒剂的安全使用方法：

　　❶ 酒精是易燃物品。应远离火源及易燃物，并且不可喷洒或大面积消毒，否则空气中乙醇浓度升高可能引起火灾。

　　❷ 使用含氯消毒剂时需注意配置方法、稀释比例等，尤其应避免与其他消毒剂混用，可能产生大量有毒气体，具体用法依照商品说明书。

　　耐热物品消毒　可采用煮沸 15 分钟的方法进行消毒。

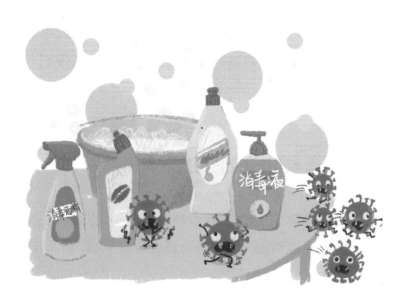

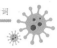

什么时候洗手?

从公共场所返回后、接触公共物品后、咳嗽或打喷嚏用手捂之后、脱口罩后、饭前便后、接触脏物后等。

用什么洗手?

洗手液或肥皂加流水,或者使用含酒精成分的免洗洗手液。

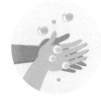

如何洗手?

❶ 在流水下,淋湿双手。

❷ 取适量洗手液或肥皂,均匀涂抹至整个手掌、手背、手指和指缝。

❸ 认真搓双手至少 15 秒,具体操作如下:

● 掌心相对,手指并拢,相互揉搓。

● 手心对手背沿指缝相互揉搓,交换进行。

● 掌心相对,双手交叉指缝相互揉搓。

● 弯曲手指使指关节在另一手掌心旋转揉搓,交换进行。

● 右手握住左手大拇指旋转揉搓,交换进行。

● 将 5 个手指尖并拢放在另一手掌心旋转揉搓,交换进行。

❹ 在流水下彻底冲净双手。

❺ 用干净毛巾或纸巾擦干双手。

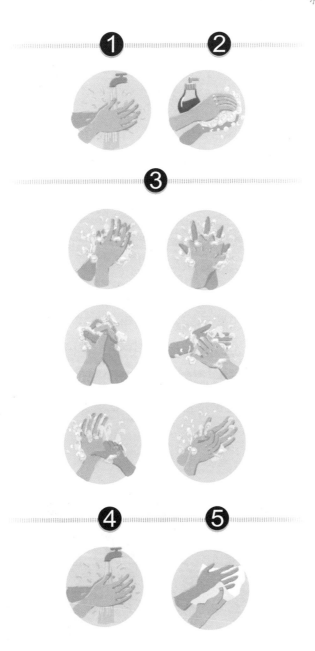

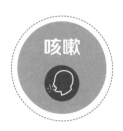

咳嗽礼仪

咳嗽、打喷嚏时要用胳膊肘遮挡或者用纸巾遮掩，千万不要用手捂口鼻。

咳嗽、打喷嚏这个动作，会释放大量病毒。病毒污染手之后，如果不能及时洗手，手接触的地方也会被病毒污染，如门把手、电梯按钮、桌椅等物体表面。此时，如有人接触了这些被污染的部位，在没有及时洗手的情况下用手接触口、眼、鼻，病毒便通过污染的手传播。

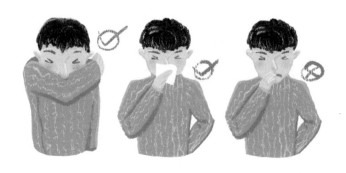

而用胳膊肘遮挡，病毒喷在衣服上，不会污染其他物体表面。因此，特别强调，要注意咳嗽礼仪。同时，不洗手不能接触自己的身体，尤其是口、眼、鼻等黏膜部位。

咳嗽的自我评估

详见 46 ~ 48 页"就医"相关内容。

新型冠状病毒是否会粪口传播？

目前仅在新型冠状病毒感染的肺炎患者粪便中检测到病毒核酸呈阳性，但是粪便病毒核酸阳性≠粪口传播，公众不宜过度解读，更不用恐慌。目前气溶胶和消化道等传播途径尚待明确。谨慎的做法如下：

❶ 饭前便后规范洗手。具体详见18页"洗手"相关内容。

❷ 如厕后冲水前，记得盖上马桶盖。

电梯

乘电梯时是否需要戴口罩？
按按钮是否有风险？

厢式电梯中空气的流通性差，建议乘坐时佩戴口罩。电梯楼层按钮上可能残留飞沫和病毒，有接触感染的可能；按楼层按钮时，最好不直接使用手指，如果用手指，在触碰按钮后避免接触身体其他部位，出电梯后及时洗手。

应减少乘坐电梯的频率，上低楼层尽量走楼梯。但是在非流行地区，传播风险低，无须过度紧张，佩戴口罩、及时洗手即可。

空调

空调开还是不开？

中央空调有传播疾病的可能。因此在疫情期间，应停止或减少使用中央空调，必须开启空调时，应注意以下事项：

❶ 要同时开排气扇。

❷ 需清洗、消毒空调。即使是分体式空调，也要定期清洗。

❸ 定时开启门窗，保持室内空气流通。

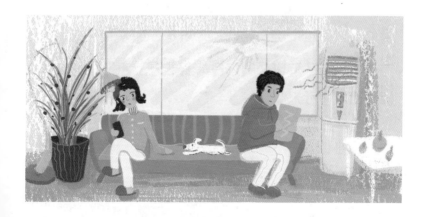

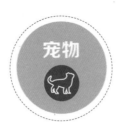

宠物是否会传播新型冠状病毒？

目前没有证据显示猫、狗等宠物会感染新型冠状病毒。但与宠物接触后，用肥皂水洗手可以显著减少其他常见细菌在宠物和人类之间的传播，如大肠杆菌和沙门菌。宠物种类繁多，但目前新型冠状病毒的来源、中间宿主还不明确，不建议将不明来源的动物，特别是野生动物作为宠物。

宠物出门回家如何消毒？

不用特殊消毒，做好日常清洁以及定期进行宠物相关检疫即可。

户外宠物之间可否一起玩耍？

可以。

有疑似病例接触史的宠物是否要隔离？

在疫情期间，建议隔离观察。

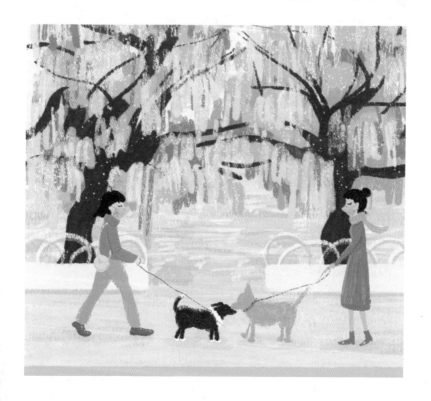

哪些人是密切接触者？

密切接触者指与疑似病例、确诊病例有以下接触情形之一，但未采取有效防护者：

❶ 共同居住、学习、工作或其他有密切接触的人员，如果近距离工作或共用同一间房或在同一幢房屋中生活。

❷ 诊疗、护理、探视患者的医护人员、家属或其他有类似近距离接触的人员，在密闭环境中探视患者或停留的人员，以及同病室的其他患者及其陪护人员。

❸ 乘坐同一种交通工具并有近距离接触的人员，包括在交通工具上照料护理的人员，同行人员（家人、同事、朋友等），经调查评估后发现可能近距离接触疑似病例和确诊病例的其他乘客和乘务人员。

❹ 现场调查人员调查后经评估认为符合其他密切接触者定义的人员。

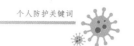

如何知道自己是否是密切接触者？

在判定密切接触者、分析其感染发病的风险时，要综合所接触病人的临床表现、与病人的接触方式、接触时所采取的防护措施，以及暴露于病人污染的环境和物体的程度等因素，进行综合判断。

因此，密切接触者的判定应交给专业人员进行，对大众而言，如实上报并提供相关信息即可。除了患者亲友、同事以外，最常见的成为密切接触者的可能为乘坐同一班次交通工具的人员。因此要留意自己的航班号、火车车次信息，注意社会公示的患者同乘交通工具信息，如果是同乘者，需上报并居家隔离。

密切接触者需要注意什么？

上报并居家隔离。
详见 6 页"居家隔离"相关内容。

不同场景的防控新型冠状病毒方案

居家

在家如何防控新型冠状病毒？

● 规律休息，适量运动，保障睡眠。

● 保持良好的个人卫生习惯：勤洗手（详见 18 页"洗手"相关内容），不用脏手触摸眼睛、鼻或口；咳嗽或打喷嚏时用纸巾掩住口鼻（详见 20 页"咳嗽"相关内容）。

● 家庭成员不共用毛巾，保持家居清洁。

● 居室多通风、换气并保持整洁卫生。

● 冲厕所马桶时应盖上马桶盖。

● 家庭备置体温计、一次性医用口罩、医用外科口罩或 N95/KN95 口罩、家用消毒用品等。

● 尽量减少外出活动。

● 尽可能避免与有呼吸道疾病症状（如发热、咳嗽或打喷嚏等）的人员密切接触。

● 尽量避免各类聚会，避免到人多拥挤或空间密闭的场所。

● 避免接触野生动物和家禽家畜。

● 密切关注发热、咳嗽等症状，出现此类症状详见 46 ~ 48 页"就医"相关内容。

家中如何做消毒工作？

详见 15 页"消毒"相关内容。

吃感冒冲剂、板蓝根或采用醋熏能否预防新型冠状病毒？

不能！感冒冲剂、板蓝根对新型冠状病毒无效，且醋熏不是对新型冠状病毒有效的消除方法。

饮食方面的注意事项有哪些？

● 不要食用已经患病的动物及其制品。

● 要从正规渠道购买冰鲜禽肉，食用蛋、奶、禽肉时要充分煮熟。

● 处理生食和熟食的切菜板及刀具要分开；处理生食和熟食之间要洗手。

● 即使在发生疫情的地区，如果肉食在食品制备过程中经过彻底烹饪和妥善处理，也可安全食用。

● 注意饮食规律，营养均衡。

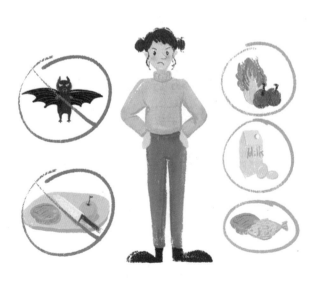

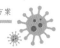

超市买回的东西需要消毒吗？

不需要，勤洗手就可以了。

手触摸到被新型冠状病毒污染的物体，再去接触眼、口、鼻，可能造成间接接触传播。因为新型冠状病毒在体外存活的时间有限，同时在非流行地区，超市里的物品被患者口沫污染的概率很低，无需过度紧张。

外卖食品安全吗？是否需要消毒？

外卖食品总体是安全的，但是需要选择正规的店家，这样才能保证食用的肉食、生鲜是经过检疫的，并且制作加工过程是合规的。

如果担心外卖方式和快递员带来的接触和飞沫传播风险，可以让外卖人员将食物放在门口自行取用，打开包装后，先洗手再食用。

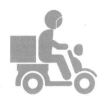

如何处理重点疫区或其他地区
发来的快递?

新型冠状病毒离开人体单独存活的时间有限,重点疫区的快递发到你手中,物体表面残留新型冠状病毒的可能性相对较低,可以正常收取。若实在担心快递表面被病毒污染,可打开包装并弃去,然后及时洗手,尤其在触摸自己的口、鼻或眼睛前注意洗手。

洗热水澡或汗蒸可帮助杀死
新型冠状病毒吗?

新型冠状病毒在 56 ℃环境中 30 分钟会死亡。但是一般洗澡或汗蒸达不到这个温度和持续时间,而且水温过高、洗澡时间过长可能会使人体感到不适,出现头晕眼花、心跳加快等现象,严重的还会出现虚脱、晕倒。不过勤洗澡可以减少感染的风险。

居家开空调安全吗？

详见 23 页"空调"相关内容。

居家的分体式空调不会造成病毒在不同房间中流动。但使用时仍应定时开窗通风，保证室内空气流通，并定期清洗空调滤网。

社区
有患者

楼梯扶手、小区器械等公共设施上
会有新型冠状病毒吗？

病毒可能附着于这些公共设施表面，因此应避免触碰公共设施，避免用脏手触摸口鼻、揉眼睛等。一旦触碰，尽快洗手。

小区管理者应该加强公共设施的清洁、消毒工作。

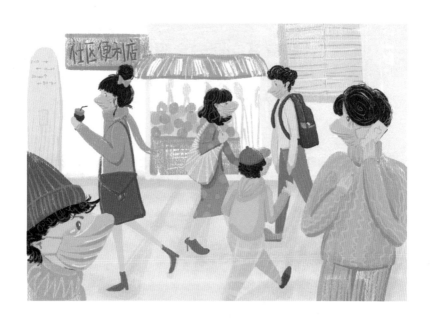

乘电梯有感染的风险吗？

详见 22 页"电梯"相关内容。

小区管理者应该加强电梯的清洁、消毒工作。

确诊患者使用过的垃圾，会传染吗？

可能性非常小。建议勤洗手，不碰可疑的污染物，丢垃圾时注意防护，必要时可以戴一次性手套。

出行

出行的注意事项有哪些？

● 在公共场所应佩戴口罩，特别是在公共交通工具上、在人流密集的公共场所。

● 条件允许的情况下，可选择步行、骑自行车或自驾出行。

● 避免接触有发热、咳嗽等症状的人，如果遇到，需保持 1 米以上距离。

● 咳嗽、打喷嚏时用纸巾或屈肘将口鼻完全遮住（详见 20 页"咳嗽"相关内容）。

● 减少接触公共场所的公共物品。

● 避免用脏手触摸口鼻、揉眼睛等。

● 勤洗手，可以自备含消毒酒精的免洗洗手液、消毒湿巾等产品。

● 疫情期间应尽量避免参加各类聚会。

外出回家需要注意什么？

正常脱外衣→把外衣挂在门口（或通风处）→摘口罩→洗手→把睡前洗澡改成进门洗澡。如果做到这些，感染新型冠状病毒的概率就会很低。

建议把外衣挂在门口特定的地方，不与干净的衣物混放。如未与患者接触，外套表面残留病毒污染物的可能性小。但外套上会携带大量灰尘，不建议带进卧室。

口罩处理及洗手详见 12 ~ 13 页"口罩"、18 页"洗手"相关内容。

户外健身时如何防护？

详见 35 页"出行"相关内容。

疫情期间，应尽量避免去密闭人多空间，包括健身房。

户外活动也应避免去人流密集场所。部分健身活动可调整在家中进行，如健身操、瑜伽等。

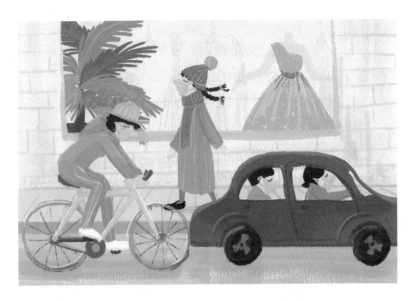

乘坐市内公共交通工具时需要注意什么?

详见 35 页"出行"相关内容。

特别注意要佩戴口罩,触摸扶手等公共场所物品后应注意洗手。

私家车多人乘坐时如何防护?

车上人员均需佩戴口罩,减少交谈,注意咳嗽或打喷嚏礼仪,并尽可能开窗通风。

　　如果同乘者为疑似患者，之后应对车内进行彻底消毒。详见15页"消毒"相关内容。

乘火车、飞机等交通工具时需要注意什么？

　　详见35页"出行"相关内容。

　　进出站时一定要配合工作人员体温测量；减少进食，尽量避免脱口罩；避免双手频繁接触口、鼻、眼睛；打喷嚏或咳嗽时，用纸巾或手肘衣服遮住口鼻；途中尽量与他人保持安全间距，密切留意周围旅客的健康

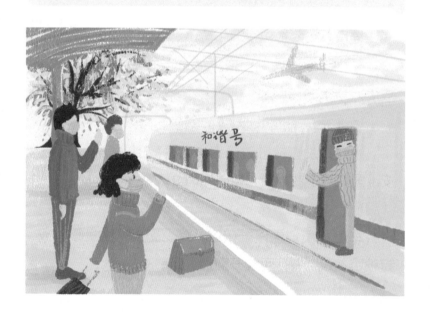

状况；如果发现异常，在条件允许的情况下尽量换座位，并主动上报工作人员；尽可能远离人群走动频繁的过道，减少在车厢或机舱内来回走动；避免使用公共饮水机，尽量自备或购买瓶装水。

留意自己的航班号、火车车次信息，注意社会公示的患者同乘交通工具信息，如果是同乘者，需上报并居家隔离。

返岗

非疾病流行地区人员返岗，
能不能直接上岗？需要注意什么？

● 如果没有接触过患者，也没有相关症状，可以按照国家与企业规定，按时返岗。

● 如果接触过患者或出现相关症状，请上报并暂时居家隔离，必要时医院就诊。据实际情况及专业指导决定是否上岗。

2 周内有疾病流行地区
居住或旅行史人员如何返岗？

● 尽快到所在社区或村委会进行登记，减少外出活动，尤其是避免到人员密集的公共场所活动。

● 从离开疾病流行地区的时间开始，进行自我健康状况监测 14 天。每天监测体温 2 次，关注有无咳嗽、咳痰、胸闷、气急等呼吸道症状，条件允许时，尽量单独居住或居住在通风良好的单人房间，并减少与家人密切接触。详见 6 页"居家隔离"相关内容。

● 若出现可疑症状（包括发热、咳嗽、咽痛、胸闷、呼吸困难、轻度纳差、乏力、精神稍差、恶心呕吐、腹泻、头痛、心慌、结膜炎、轻度四肢或腰背部肌肉酸痛等），应根据病情及时就诊。详见 49 页"就医"相关内容。

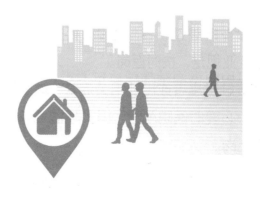

上班

乘电梯是否有风险？

详见 22 页"电梯"相关内容。

文件传递时应该如何做？

文件传递交接时佩戴口罩，接触后建议洗手。

手机、座机、电脑键盘是否需要消毒？

办公室的办公设备均应定期消毒。手机、座机、电脑键盘等可用消毒酒精棉球擦拭消毒（详见 15 页"消毒"相关内容）。

多人一间办公室如何防护？

● 确保工作环境清洁卫生，保持室内空气流通。

● 多人办公室属于公共空间，如果不确定是否存在新型冠状病毒感染的风险，建议佩戴口罩。

● 疫情期间停止或减少使用中央空调，必须开空调时，要同时开排气扇。要定期清洗空调。

● 每天定时开启门窗，进行通风换气。

● 定期用消毒液为办公室设备、门把手等进行消毒。

● 注意手卫生。各类场所应配备洗手龙头、洗手液、抹手纸或干手机，养成勤洗手的好习惯。

● 如果有人出现发热、乏力、干咳及胸闷等症状，其应暂时不要上班，并根据情况及时就医。详见46～48页"就医"相关内容。

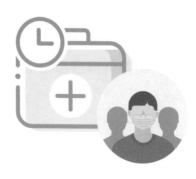

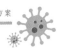

参加会议需要佩戴口罩吗？

- 建议始终佩戴口罩。
- 谈话保持适度距离。
- 多开窗通风。
- 减少集中开会次数。
- 控制会议时间。

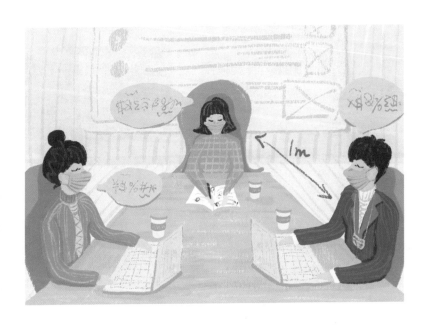

办公场所可以开中央空调吗？
如果开的话是否需要消毒？

● 应开启门窗，保持室内空气流通。

● 停止或减少使用中央空调，必须开空调时，要同时开排气扇。

● 应定期清洗消毒空调（详见 23 页 "空调" 相关内容）。

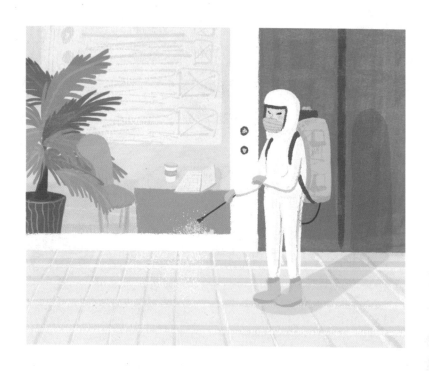

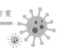

公务出行、接待来访人员
需要注意什么?

● 所有人员均应佩戴口罩。

● 对来访者进行体温检测,并明确其有无武汉等其他疫区驻留史以及有无与确诊或疑似病例接触史,有无发热、咳嗽、呼吸不畅等症状。

● 对接待车辆等用消毒酒精、含氯消毒剂或含过氧乙酸的消毒剂等消毒(详见15页"消毒"相关内容)。

去购物场所(超市、菜场)需要如何防范?

详见 35 页"出行"相关内容。

勿食野味!

避免接触生肉,避免接触市场里的流浪动物、垃圾、废水等;一旦接触,尽快洗手。

去医院需要如何防范？

详见 49 页"就医"相关内容。

去饭店需要如何防范？

避免聚餐，尽量单人单桌吃饭。如果不能单人单桌吃饭，应采用分餐制或使用公筷。

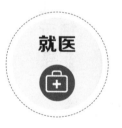

就医

如果出现疑似症状，
什么时候需要就医？

首先，如果属于需要居家隔离的情况（详见 6 页"居家隔离"相关内容），一旦出现疑似症状，请立即上报并就医。就诊时注意事项详见 49 页"就诊有哪些注意事项？"相关内容。

如果不需要居家隔离，建议按照以下流程先自我评估。

① 体温不超过 38 ℃，并且没有明显的气短、憋喘等症状。

② 年龄在 60 岁以下、5 岁以上。

③ 不属于孕妇、慢性病患者（如肺部疾病、心血管疾病、慢性肾脏病、免疫性疾病等）或肥胖者。

如果同时符合以上情况，建议先在家休息和观察。在家期间，多喝水，可以服用一些减轻症状的感冒药。

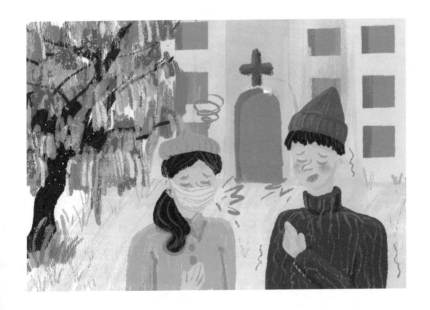

同时，采取戴口罩、勤洗手、房间勤通风等措施，做好个人和家人的防护。

如果有以下情况，建议及时就诊。

1 在家观察休息1～2天后，病情无好转。

2 近期近距离接触过有发热、咳嗽症状的患者，或去过人群密集的场所，如医院、超市、农贸市场，或有野生动物接触史。

3 老年人、孕妇、肥胖者，以及有慢性肺部疾病、心血管疾病、肝肾等脏器基础疾病和免疫功能低下的人员。

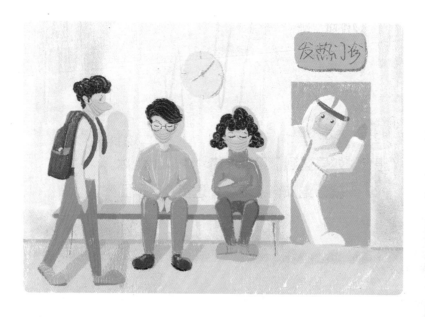

就诊有哪些注意事项?

👑 前往 / 返回医院途中

● 佩戴口罩,注意咳嗽礼仪,咳嗽、打喷嚏时不要用手捂口鼻,要用纸巾或肘部遮挡。

● 尽量避免乘坐地铁、公共汽车等公共交通工具,避免前往人群密集场所。

● 运营人员应对交通工具进行消毒。

👑 就诊时

● 主动告诉医生自己在相关疾病流行地区的居住史和旅行史,发病前曾经接触的疑似或确诊患者,以及发病后曾接触的人群,配合医生开展相关调查。

● 如怀疑为新型冠状病毒感染,请直接至发热门诊就诊,减少在医院其他区域活动。

● 如果因其他原因必须就医者,请勿穿行于发热门诊、急诊等区域,避免接触有发热、咳嗽等症状的患者,如果遇到,尽量保持 1 米以上距离。

● 就诊结束,不要在外逗留,尽早回家。

孕妇可以正常产检吗?

做好防护后可以到医院进行正常产检。

如果出现发热、咳嗽、胸闷等症状,及时告知产检医生。

儿童在疫情期间可以接种疫苗吗?

家长可以根据当地疫情情况,致电接种点或疾控中心,询问是否可以接种。部分疫苗可以适当延后接种。建议以各地接种点和疾控中心发布的消息为准。

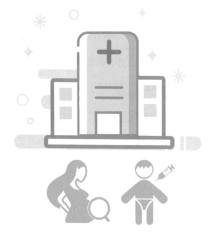

参考资料

[1] 中国疾控中心 – 新型冠状病毒感染的肺炎 http://www.chinacdc.cn/jkzt/crb/zl/szkb_11803/

[2] 中国疾控中心 – 新型冠状病毒感染的肺炎——公众预防指南：口罩使用临时指南 http://www.chinacdc.cn/jkzt/crb/zl/szkb_11803/jszl_2275/202001/t20200129_211523.html

[3] 世界卫生组织 – 疑似新型冠状病毒感染造成严重急性呼吸道感染的临床处置指南 https://www.who.int/publications-detail/infection-prevention-and-control-during-health-care-when-novel-coronavirus-(ncov)-infection-is-suspected-20200125

[4] 世界卫生组织 – 疑似新型冠状病毒感染轻症患者的居家照护与隔离 https://www.who.int/publications-detail/home-care-for-patients-with-suspected-novel-coronavirus-(ncov)-infection-presenting-with-mild-symptoms-and-management-of-contacts

[5] 新型冠状病毒感染的肺炎诊疗方案（试行第五版）

[6] 发热咳嗽患者就诊指引 – 北京卫健委官方微博 https://m.weibo.cn/2417852083/4464198442961826

[7] 不同人群预防新型冠状病毒感染口罩选择与使用技术指引 http://www.nhc.gov.cn/jkj/s7916/202002/485e5bd019924087a5614c4f1db135a2.shtml

[8] 中华医学会 – 消灭新型冠状病毒："手"当其冲！ https://www.cma.org.cn/art/2020/2/3/art_2926_32347.html